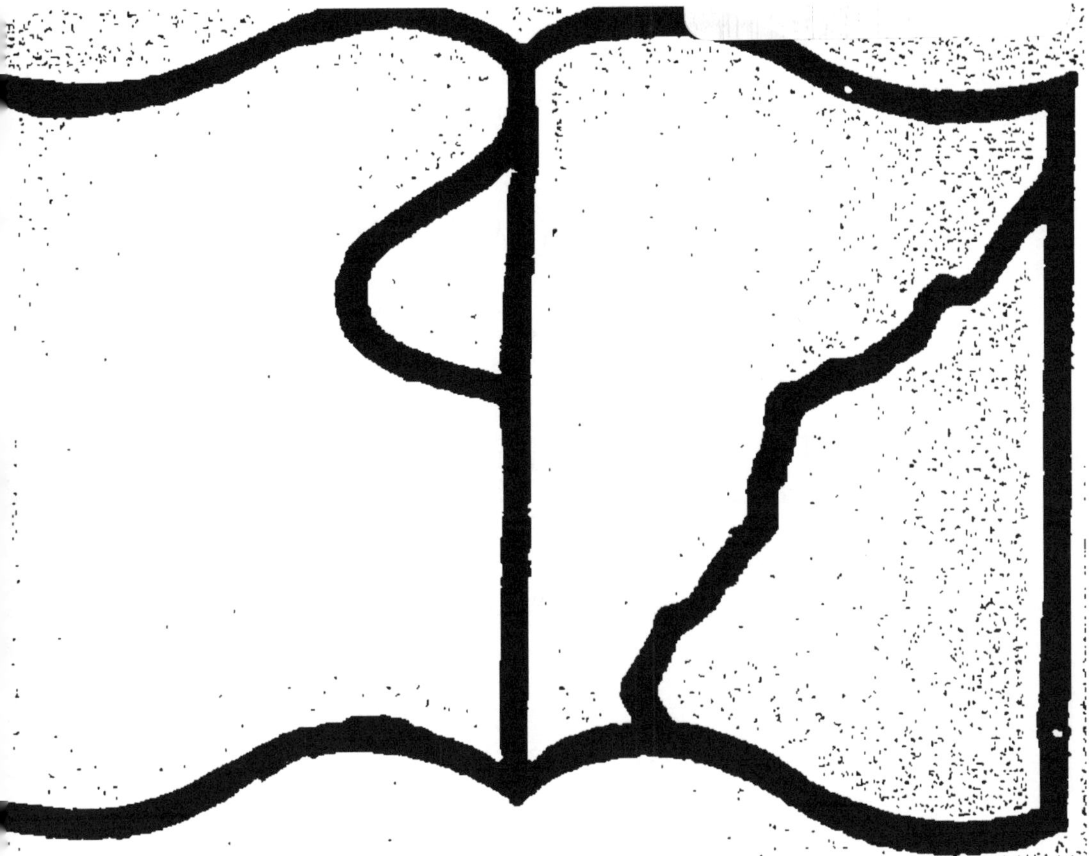

CONTRIBUTION A L'ÉTUDE

DE LA

DOULEUR PHRÉNIQUE

Au cours de la Tuberculose pulmonaire

PARIS

Jules ROUSSET

36, Rue Serpente

1901

Dr Charles REYNAUD

DE L'UNIVERSITÉ DE PARIS

ANCIEN EXTERNE DES HOPITAUX DE PARIS

MÉDAILLE DE BRONZE DE L'ASSISTANCE PUBLIQUE

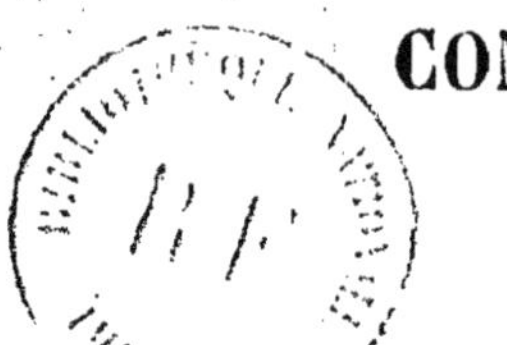

CONTRIBUTION A L'ÉTUDE

DE LA

DOULEUR PHRÉNIQUE

Au cours de la Tuberculose pulmonaire

PARIS

Jules ROUSSET

36, RUE SERPENTE

—

1901

INTRODUCTION

Avant d'entamer ce modeste travail, terme de nos études médicales, combien nous avons plaisir à jeter un regard sur le passé pour y revoir et le bienveillant intérêt de nos maîtres et l'affectueux dévouement de nos amis. Combien nous sommes heureux surtout, de pouvoir leur offrir à tous ici l'expression de notre profonde gratitude.

Le début de nos études a été favorisé des excellents conseils de notre cousin, M. le docteur Lutaud. Ils nous ont épargné souvent bien des incertitudes, et nous le prions de vouloir agréer nos sentiments de vive reconnaissance.

Nous sommes heureux aussi d'offrir nos remerciements respectueux à M. le docteur Reynier, dont nous avons eu l'honneur d'être l'externe pendant un an. En nous initiant à l'art chirurgical, ce maître n'a cessé de nous donner un enseignement dont nous avons pu plus d'une fois apprécier la valeur.

C'est sous l'égide de M. le docteur Fernet que nous avons eu la bonne fortune de faire nos premiers pas dans la science de l'auscultation. Nous garderons toujours doux souvenir de cette excellente année d'externat auprès d'un chef qui sut nous communiquer le goût de la clinique. Il fit preuve maintes fois d'une extrême bonté à notre égard. Qu'il nous soit permis de l'en remercier bien respectueusement ici.

Nous n'avons qu'à nous louer et à nous honorer d'avoir été l'élève de M. le docteur Richardière, à qui nous devons nos connaissances des maladies infantiles et de la diphtérie en particulier. Qu'il veuille bien agréer nos sentiments de gratitude, ainsi que M. le docteur Doléris, qui nous a initié à l'art des accouchements et nous a toujours réservé un accueil bienveillant dans son service.

Indépendamment de nos maîtres directs dans les hôpitaux, nous ne pourrons jamais oublier l'énorme dette contractée auprès de M. le docteur Michaux. Nous lui demandons de vouloir accepter l'expression émue de notre plus vive gratitude. Nous avons trouvé en lui, souvent un guide des plus sûrs et des plus aimables, j'allais dire un ami : nous avons toujours trouvé un exemple dont nous souhaitons de demeurer digne.

Nous avons été de sa part l'objet d'un dévouement paternel, inoubliable, et si nous emportons un regret en cette fin d'études, c'est bien celui de ne pas avoir eu le bonheur de consacrer à un tel maître toute une de nos années d'externat.

Et, puisqu'il est dans la vie des moments qu'on n'oublie jamais, nous nous permettons de dire, encore une fois, merci, du fond du cœur, à des amis tels que MM. Lœper, Gouraud, Louste, Courcoux, internes des hôpitaux de Paris. Par leur dévouement si aimable en des moments bien pénibles, ils nous ont permis la douce illusion d'être leur frère.

Nous sentons le grand honneur que nous a fait M. le professeur Landouzy, en voulant bien accepter la présidence de notre thèse, et nous lui adressons ici l'hommage de notre plus profonde reconnaissance.

HISTORIQUE

La coïncidence de phénomènes douloureux dans la sphère du phrénique, avec les affections des organes voisins du diaphragme, paraît avoir été constatée par les premiers médecins.

Ici encore, l'empirisme brutal a préludé aux révélations de la clinique raisonnée par l'anatomie. Galien et Hippocrate semblent déjà soupçonner la sensibilité pathologique du phrénique et Arétée fait figurer les douleurs « du cou » parmi les signes de la phthisie. Mais, combien ces connaissances demeurèrent long-temps extrêmement vagues ! Il a fallu que, peu à peu, naisse et se développe la pathologie des organes du médiastin pour que la douleur phrénique reçût droit du cité dans la séméiologie. C'est principalement les nombreux travaux sur l'adénopathie bronchique qui ont attiré l'attention sur ce point.

Le premier, *Lalouette*, en 1780, dans son *Traité des Scrofules* fait mention de « lésions nerveuses » dues à la tuméfaction des glandes de la trachée et des bronches chez l'enfant.

Cayol en 1810, étudiant pour la première fois chez l'adulte l'hypertrophie des glandes bronchiques se contente de signaler des lésions de voisinage.

Laënnec (Traité d'auscultation médicale de 1837) ne nous apprend rien à ce sujet, ce qui ne nous étonne pas si l'on remarque que cet auteur passe pour ainsi dire sous silence la pleurésie diaphragmatique et constate précisément combien la clinique possède peu de ressources pour le diagnostic de la péricardite.

Il ne relate d'ailleurs aucun fait d'observation personnelle sur l'adénopathie qu'*Andral* niait deux années plus tard dans ses cliniques.

Beau ne parait viser que les manifestations douloureuses intercostales dues à la pleurésie du sommet.

Suit alors une longue série de travaux sur la tuberculisation des ganglions bronchiques. Une foule de noms s'y rattachent dont chacun apporte son contingent de lumière. Louis, Legroux (1849). Fonssagrives, Empis (1862), Bouchut (1863, *Tuberculose médiastine*), Woillez (1864, *Tumeur des ganglions bronchiques*), Jollivet, Liouville (1869, *Adénopathie chez le vieillard*), Rilliet et Barthez (Article de la *Gaz. des hôp.* 1868), etc., etc. Mais, si tous ces auteurs font la part grande aux altérations des pneumogastriques et des récurrents dans le processus tuberculeux, ils y passent sous silence les lésions du phrénique.

Il faut arriver à l'année 1874 pour voir la clinique et l'anatomie, se complétant d'un même coup, dans les remarquables travaux de *Guéneau de Mussy* et de *Baréty*, créer de toutes pièces, sous une dénomination

nouvelle, une entité pathologique nouvelle : l'adénopathie trachéo-bronchique.

Mais, si *Guéneau de Mussy* s'attarde à l'analyse de
la douleur diaphragmatique dans la pleurésie de la base
et dans la péricardite, si cet auteur parle même d'une
sensibilité analogue « entre les attaches inférieures du
muscle sterno-mastoïdien », s'il relate enfin la douleur
phrénique dans un cas d'anévrysme de l'aorte, combien
il demeure silencieux ou vague quand il s'agit de la
tuberculose pulmonaire : « douleur cervicale au niveau
du bord supérieur du trapèze, douleurs réflexes rappor-
tées aux intercostaux, etc. » Le mot « phrénique » n'est
pas prononcé.

La thèse de *Baréty* est plus positive. Pour la première fois la névralgie phrénique est signalée nettement
chez le tuberculeux. Encore n'est-ce qu'une simple et
courte mention : « Un des principaux symptômes de
cette médiastinite antérieure est le retentissement douloureux sur le trajet de l'un ou l'autre des phréniques...

... Nous ne pouvons insister sur une pareille complication que nous avons rencontrée chez le tuberculeux...
et qu'il ne faudra pas confondre avec une péricardite et
surtout avec une pleurésie diaphragmatique. »

Après Baréty, la névralgie phrénique du tuberculeux
rentre à nouveau dans l'oubli.

Lereboullet en 1874 montre l'importance de l'adénopathie pour dépister le début d'une tuberculose
aiguë.

Hermil (*Thèse* de Paris 1879) parle longuement de

la douleur phrénique dans la pleurésie diaphragmatique.

Marfan (*Thèse* de 1887) amoindrit le rôle du pneumogastrique dans la production du « syndrome gastrique initial ».

Depuis, dans de très nombreux travaux classiques, MM. *Hérard, Cornil, Hanot* (*De la phthisie pulmonaire*, 1888)... la plupart des auteurs mettent en relief les uns : l'importance de la pleurésie sèche du sommet avec ses manifestations douloureuses; les autres : la valeur énorme de l'adénopathie initiale, mais, pas plus ceux-ci que ceux-là, ne s'occupent de la névralgie qui nous intéresse.

MM. Grancher et *Bardier* (*Traité de Médecine*, de MM. Brouardel et Gilbert) signalent cependant, sans s'y arrêter, la névrite du phrénique chez le tuberculeux.

Enfin *Marfan*, tout dernièrement (*Traité de Médecine* de MM. Charcot, Bouchard et Brissaud) atteste que les lésions ganglionnaires donnent « le plus souvent » naissance à des phénomènes de compression légère; telle la névralgie diaphragmatique par compression du phrénique, etc.

AVANT-PROPOS ET PLAN GÉNÉRAL

De l'historique précédent où nous nous sommes attardé à dessein sur le chapitre de l'adénopathie il est facile de conclure que, si l'on néglige la courte mention de Baréty et quelques citations des traités classiques, la névralgie phrénique, en tant qu'individualité symptomatique chez le tuberculeux, est toujours restée dans l'ombre. Loin de nous l'idée d'exagérer dans notre thèse la valeur de ce signe. Nous comprenons trop combien il est en quelque sorte naturel qu'un symptôme, relativement accessoire, se soit vu noyer dans un cortège séméiologique malheureusement aussi riche que l'est celui de la phthisie.

Toutefois, la fréquence et la netteté avec laquelle nous avons trouvé ce signe, dans nos recherches sur un certain nombre de tuberculeux à l'hôpital, nous a paru digne d'intérêt et nous a incité à essayer de l'individualiser davantage en quelque sorte. Quelques observations intéressantes nous ont tout spécialement enhardi à tenter de montrer qu'il est des cas où l'importance de la névralgie phrénique dans la tuberculose s'exagère au point de pouvoir faire pencher un diagnostic hésitant.

Après avoir déduit de quelques considérations anatomiques préliminaires indispensables, la facilité des compressions du phrénique, nous examinerons ensuite la façon de déceler ces lésions, nous en montrerons la fréquence dans une suite d'observations, pour la majeure partie personnelles, nous discuterons un peu ces obervations, chercherons à interpréter la pathogénie de cette douleur en nous appuyant sur les preuves fournies par les autopsies et nous nous essaierons enfin à tirer quelques conclusions de ces diverses considérations.

CHAPITRE PREMIER

Quelques considérations anatomiques.

Présenter une planche unique d'ensemble nous avait
d'abord paru préférable.

La crainte de sacrifier par trop l'anatomie ganglionnaire, ou de nuire à la netteté des autres rapports, nous
a arrêté. Les deux figures ci-contre devront donc être
un instant superposées mentalement.

FIGURE I

Portion cervicale. — Nous y voyons la phrénique
naître de la IIIe et surtout de la IVe paire cervicale, recevoir un léger renforcement de la Ve et
descendre, presque vertical, au-devant du scalène
antérieur, sous-jacent un instant au ventre fibreux
de l'omoplato-hyoïdien, mais ayant pour principale
couverture musculaire le sterno-cleido-mastoïdien
(pas figuré) qui peut être considéré comme son
satellite. Chemin faisant, il se rapproche insensiblement
des troncs du pneumogastrique et du grand sympathique
un peu plus internes, passe en perpendiculaire entre
l'artère et la veine sous-clavières droites, en parallèle
derrière l'abouchement de la jugulaire interne dans le
tronc veineux brachio-céphalique. Enfin, il pénètre dans

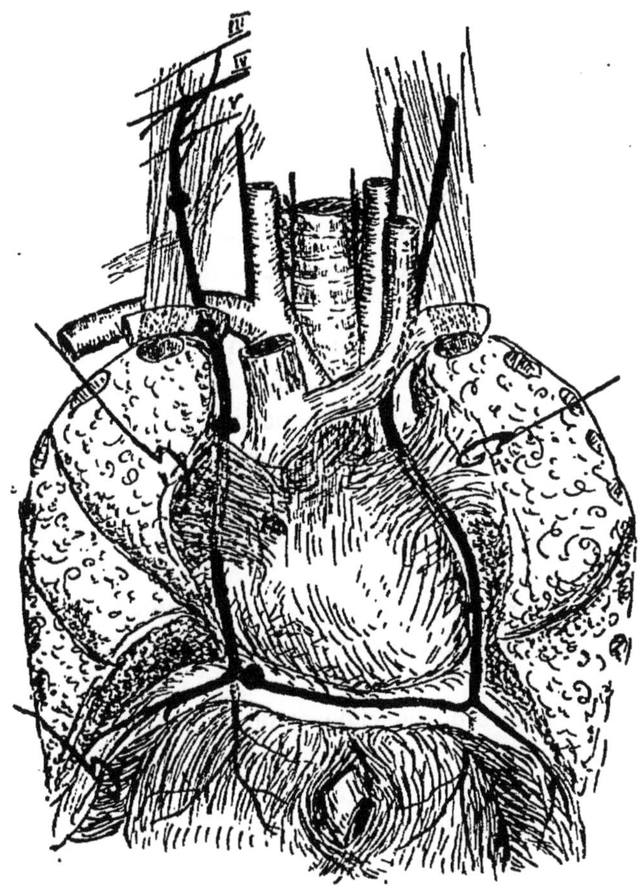

FIGURE I

(Emprunté à l'*Anatomie* de Testut).

On y voit le trajet (total à droite) du nerf phrénique (très grossi).
Les points I, II, III, IV sont figurés (pour le nerf phrénique droit)
par des renflements noirs.

le thorax, au niveau du tubercule de Lisfranc, épousant un instant la courbe de la partie antéro-interne du dôme pleuro-pulmonaire.

Portion thoracique.—Devenu thoracique, il va se comporter différemment, jusqu'à sa terminaison, suivant l'un ou l'autre côté examiné :

A droite, il flanquera le côté externe de la veine cave supérieure, à gauche il longera le flanc gauche de la crosse aortique.

Mais des deux côtés, ils s'appliquent « dans toute la longueur de leur trajet » entre la face interne des poumons doublés de la plèvre et la partie correspondante du revêtement péricardique, disparaissant un instant sous les ligaments pleuro-péricardiques, mais restant toujours, de par leur situation préhilaire, la propriété du médiastin antérieur ;

Le droit croise l'orifice auriculaire des deux veines caves et côtoie l'inférieure, gardant ainsi sa direction rectiligne ;

Le gauche se détourne, et devenant un peu plus postérieur, se couche dans le « lit du cœur » pour aller en contourner la pointe.

Terminaison. — Tous deux abordent enfin le diaphragme, le droit au voisinage du centre phrénique en un point plus médian de la voussure et.par conséquent, plus élevé que le gauche auquel va le relier une puissante anastomose transversale.

Branches : Nous rappellerons que, dans ce long trajet, le nerf phrénique fournit :

1° De fins rameaux (comme l'a signalé Luscka) aux

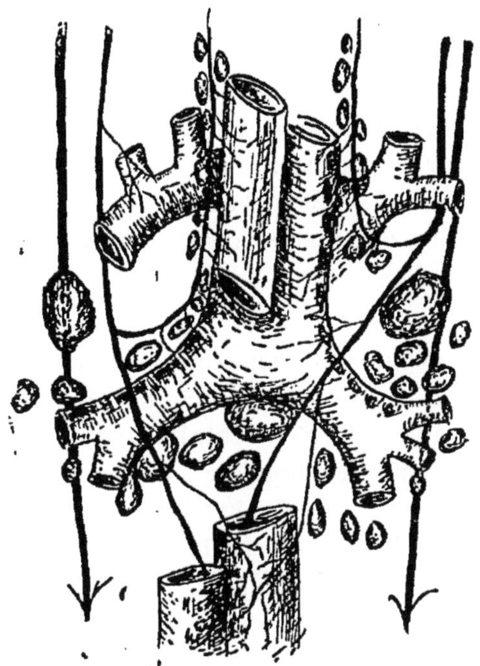

(Empruntée au *Traité de médecine* Charcot et Bouchard

La crosse de l'aorte a été érignée en haut à sa partie initiale pour dégager l'anse récurrentielle gauche.

La coupe de la trachée est vue par sa face postérieure.

Le nerf phrénique se distingue par son grossissement des nerfs pneumogastriques et récurrents.

plèvres médiastines et au péricarde, et des rameaux terminaux supérieurs et inférieurs, couvrant les deux faces du diaphragme et destinés, ceux-ci aux plèvres, ceux-là, au péritoine hépatique.

2° Des anastomoses supérieures au grand sympathique, au sous-clavier, à l'hypoglosse, au pneumogastrique inférieur, au plexus solaire.

3° Signalons enfin des filets au plexus brachial, au ganglion cervical du grand sympathique, etc.

FIGURE II

En haut, la chaine des ganglions récurrentiels copiant leurs deux anses, droite et gauche, sur le modèle du pneumogastrique et du récurrent. Ils sont un peu internes par rapport au nerf phrénique.

Plus bas, c'est la véritable région trachéo-bronchique, dont les voies aériennes sont le squelette, avec les divers groupements ganglionnaires si minutieusement décrits par Baréty et Guéneau de Mussy qui se sont basés sur des cas d'hypertrophie moyenne.

Groupes :

1° Interbronchiques droit et gauche ;
2° Intertrachéo-bronchiques ;
3° Juxta ou prétrachéo-bronchiques droit et gauche ;

Groupement que nous avons consciemment cité le dernier pour mieux nous appesantir sur ses rapports et son importance.

Le gauche est représenté par trois à quatre ganglions à l'union de la trachée avec la bronche gauche ;

Le droit, beaucoup plus important encore, comprend quatre à cinq ganglions du volume normal d'un gros pois à un haricot, dont deux à cheval sur l'origine de la bronche droite et les autres groupés autour. Or, c'est précisément avec ces deux grands groupes que le phrénique est surtout en rapport.

Il existe là, comme une espèce de loge, bien décrite par Baréty, dont les parois seraient :

1° L'antérieure : la veine cave « avec le nerf phrénique par conséquent » et une partie de la crosse aortique ;

2° La droite : la face interne du poumon ;

3° La gauche : la partie profonde de la crosse et du tronc brachio-céphalique ;

4° La postérieure : la face antérieure de la bronche droite avec la face antéro-externe de la trachée flanquée du pneumogastrique.

Enfin, cette loge aurait pour plancher la branche droite de l'artère pulmonaire et de la veine azygos et pour plafond (ouvert en haut) la concavité de la sous-clavière embrassée par l'anse du récurrent.

Les déductions obligées de cette revue anatomique sont *de deux sortes* :

I. — Le phrénique pourra, avec une extrême facilité, être lésé et comprimé, par suite de :

1° Sa traversée totale du médiastin antérieur ;

2° L'étendue de ses rapports avec des organes séreux (à réaction inflammatoire si facile) et en particulier avec la plèvre qu'il accompagne du sommet à la base ;

3° Ses rapports intimes avec les groupements latéraux ganglionnaires les plus importants.

II. — Sa sensibilité pourra être interrogée avec assez de facilité en plusieurs points principaux où il est relativement accessible à la pression digitale :

α) Peu après son origine, tout d'abord, au-devant du scalène antérieur où le doigt le comprime assez directement, sur les apophyses transverses cervicales après avoir contourné le bord postérieur et externe des muscles mastoïdiens pour s'en débarrasser (*point scalénique*) ;

6) Dans le petit espace laissé libre entre les deux chefs d'insertion inférieure du même muscle à l'endroit où le phrénique passe sous la veine sous-clavière droite et le tronc veineux gauche (*point cervical inférieur*);

γ) Dans les deuxièmes, mais surtout les troisièmes espaces intercostaux tout près du bord sternal (*point parasternal*) ;

δ) Enfin à l'intersection de deux lignes, dont l'une prolonge le bord externe du sternum et l'autre est parallèle au rebord des fausses côtes comme l'a signalé G. de Mussy (*point diaphragmatique*) ;

Enfin, beaucoup d'autres points ont été indiqués : le long de la base du thorax sur la ligne des insertions diaphragmatiques (filets d'expansion du phrénique), les apophyses épineuses de la colonne cervicale au point d'origine, etc..., etc...(1).

---

(1) Pour éviter toute redite ou longueur inutile nous désignerons conventionnellement dans ce travail les divers points par les chiffres romains I, II, III, IV, dans l'exposé de nos observations.

CHAPITRE II

Observations cliniques.

Nous nous permettons de faire remarquer ici que nos observations ne sont pas absolument complètes, notre but étant, avant tout, de noter les points douloureux et d'y joindre la photographie en quelque sorte de l'état pleuro-pulmonaire du malade. Un mot d'antécédents nous a paru indispensable pour donner une idée de la marche des lésions.

Enfin, nous conserverons l'ordre que le souci de l'impartialité nous a dicté au lit du malade et commencerons toujours par l'examen clinique pour terminer par l'exposé des point douloureux. Nous avons relaté avec soin les particularités adjacentes à notre sujet telles que : hyperesthésie de la paroi, intensité plus ou moins grande de la douleur, etc...

OBSERVATION I

Tuberculose chronique, deuxième période avec pleurésie sèche du sommet.

C..., 43 ans. Hôtel-Dieu, lit n° 3, salle Saint-Thomas.

A. P. — Hémoptysie inopinée en décembre 1900.

A commencé à tousser en février 1901.

Alité vers cette époque pendant trois jours avec fièvre vive et point de côté droit.

Depuis, le malade n'a pu travailler et s'est amaigri de plus de 20 livres, enrouement intermittent.

Entre à l'Hôtel-Dieu le 31 août dernier.

Appétit conservé, pas d'hémoptysie, mais une toux quinteuse extrêmement pénible avec sensation de constriction au cou, pas d'accès de dyspnée violente, pas de crises de palpitations.

La courbe thermique accuse dans l'ensemble une série de petites poussées subaiguës d'une durée de plusieurs jours.

Etat actuel. — Fièvre de 37°8 à 38°6 en moyenne.

Pouls à 108 plutôt faible.

Amaigrissement considérable, sueurs nocturnes abondantes.

Expectoration surtout séreuse et très mousseuse.

Egalité pupillaire.

Auscultation. — 1º En AVANT : Submatité bilatérale. *A droite :* Inspiration soufflante et rude, quelques craquements secs.

A gauche : Petits frottements qui s'accentuent en se rapprochant du sternum ; commençant vers le milieu de l'inspiration et se prolongeant jusqu'au milieu de l'expiration, disparaissant par instant après un accès de toux.

2º En ARRIÈRE : Submatité.

A droite : Quelques petites crépitations au sommet.

A gauche : Frottements accompagnés de craquements secs.

Transsonance manifestement plus sèche, rien aux bases et pas d'adénopathie sensible.

Battements du cœur sont faibles.

Points douloureux. — *II et IV (sensibles à gauche).*

A droite, douleur dans les trois premiers espaces intercostaux avec un maximum para-sternal évident.

OBSERVATION II

Tuberculose chronique au début.

Bl..., 20 ans, n° 10, salle Saint-Thomas.

A. H. — Sans intérêt.

A. P. — Néant au point de vue qui nous intéresse.

Le malade a eu déjà cinq à six atteintes de rhumatisme aigu et c'est pourquoi il est entré à l'hôpital le 12 octobre dernier.

Fièvre pendant quinze jours avec douleurs vives dans les articulations.

État actuel. — Apyrexie, quelques douleurs d'épaule, facies très anémié, le malade ne tousse pas.

Nous avons été amené à examiner ce malade en apprenant que M. le docteur Faisans lui avait, incidemment, découvert des signes de 1er degré au début.

Auscultation. — En AVANT : A gauche surtout expiration un peu prolongée et inspiration soufflante, il nous a semblé entendre quelques crépitations que nous n'avons plus retrouvées dans la suite, pas de submatité bien nette.

En ARRIÈRE : Aucun signe net, respiration interscapulaire un peu soufflante des deux côtés.

Points douloureux. — *Sensibilité manifeste quoique légère au point II surtout à droite.*

OBSERVATION III

Tuberculose chronique, première période confirmée à gauche avec légère pleurésie de la base.

M..., n° 8, salle Saint-Thomas.

A. P. — Néant à part une facilité extraordinaire à s'enrhumer, et quelques mouvements fébriles vespéraux.

Entre à l'Hôtel-Dieu parce qu'il tousse depuis deux mois, a maigri de 8 livres, appétit conservé, apyrexie.

Auscultation. — Infiltration confirmée du sommet gauche.

Quelques frottements pleurétiques à la base gauche.

Adénopathie, néant.

Côté droit suspect.

Points. — II *gauche extrêmement sensible.*

IV très légèrement sensible.

Néant à droite.

Ce malade que nous avons suivi plusieurs jours est sorti de l'hôpital le 26 octobre, après avoir repris de l'embonpoint et s'être sensiblement amélioré.

Observation IV

Tuberculose chronique
avec adénopathie trachéo-bronchique manifeste.

Ruch..., 43 ans, n° 21, salle Saint-Thomas, service de M. le docteur Faisans.

A. H. — Frère bien portant. Père mort de la poitrine.

A. P. — Néant sauf une fièvre typhoïde à 13 ans.

État actuel. — Malade depuis deux mois, toux opiniâtre, amaigrissement sensible, perte d'appétit, faiblesse, sueurs nocturnes, pas d'hémoptysie, pas de diarrhée, violents accès dyspnéiques nocturnes entrecoupés de quintes rappelant la coqueluche et extrêmement pénibles, larynx cliniquement indemne.

Température oscillant de 37°5 à 38°. Pouls 76, régulier et bien frappé.

Auscultation et percussion. — Antérieure à *droite* : respiration légèrement soufflante, aucun bruit morbide.

A gauche : Obscurité du murmure très marquée.

Expiration si prolongée que le rythme respiratoire se perd en un va-et-vient continu entremêlé de petits craquements secs typiques.

Sous la clavicule bruits plus humides et début de ramollissement.

Submatité près du bord sternal au niveau des trois premiers espaces intercostaux.

Résistance au doigt caractéristique au même endroit.

En ARRIÈRE, à *droite* : rien de bien net, certaine obscurité vésiculaire au sommet, petites crépitations fines à la base qui disparaissent après quelques inspirations.

A gauche : Submatité au sommet, sans altération positive de la transsonance.

Quelques crépitations irrégulières.

A la base frottements pleurétiques très nets.

Signes manifestes d'adénopathie trachéo-bronchique, résistance très accentuée au doigt entre le bord de l'omoplate et la ligne épineuse, submatité au même endroit.

L'inspiration y est rude et comme humée.

L'expiration est soufflante tubaire.

Battements cardiaques normaux.

Points. — *Aucun à droite. I, II, III, IV à gauche. Leur sensibilité est incontestable, car à peine appuie-t on le doigt, que la physionomie du malade revêt subitement une expression de vive souffrance.*

Le point II est surtout ici des plus indéniables, très localisé. Aucune douleur dans les autres espaces, pas d'hyperesthésie pariétale.

Le point IV est toujours retrouvé au même endroit précis.

Nous ne pouvons nous empêcher d'attirer spécialement l'attention sur cette observation, une des plus concluantes chez nos chroniques, d'autant qu'ici l'adénopathie avait été diagnostiquée et par conséquent contrôlée par M. le docteur Faisans ; nous y reviendrons dans notre discussion. Ce malade nous a de plus signalé spontanément et avec une grande netteté une autre zone douloureuse au-devant des muscles grand droit de l'abdomen descendant jusqu'au voisinage de l'ombilic. Nous nous sommes demandé si cette douleur, de même nature que les précitées, n'était pas le fait des filets les plus terminaux du phrénique.

OBSERVATION

Tuberculose subaiguë à forme hémoptoïque avec adénopathie et pleurésie légères

Sov..., 46 ans, n° 1, salle St-Thomas.

A.P. — Début brusque marqué par une hémoptysie assez abondante le 20 juillet 1900, qui s'est reproduite une dizaine de fois depuis, constituant l'unique symptôme. Pas de toux, d'amaigrissement ou d'inappétence, de douleurs intercaspulaires, de sueurs, etc...

Entre le 6 août à l'Hôtel-Dieu pour des étouffements. Alors le malade tousse, il a 40° le jour de son entrée pour redescendre à 37° le lendemain.

Etat actuel. — Depuis, fièvre quotidienne se maintenant entre 37°6 et 38°7. Quelques ascensions jusqu'à 39°5.

Le faciès du malade est particulièrement frappant. Congestionné avec des arborisations aux pommettes, les yeux creusés et brillants, les pupilles égales, une violente dyspnée, avec courtes et fréquentes inspirations, scande les phrases du malade, le pouls bat 88.

Examen du poumon. — En AVANT : inspiration rude et saccadée, expiration soufflante, frottements, pluie de gros sous-crépitants, gros ronchus sonores.

A *droite* : Matité très nette allant très bas se confondre avec celle du foie.

A *gauche* : submatité ou résistance du doigt.

Respiration soufflante.

Ronchus sonores, quelques fines sibilances, pas de crépitation.

Frottements très rudes et très nets aux deux bases (bruit presque de cuir neuf).

En ARRIÈRE à *gauche* au sommet, rien de net à part l'affaiblissement du murmure.

A *droite* dans les 2/3 supérieurs, gros ronchus sonore sous lequel éclate une véritable pluie de râles assez fins. Bruit de tempête s'accentuant près de la gouttière costo-vertébrale, les vibrations y sont exagérées, la voix plus retentissante.

Zone de submatité étendue.

Légères adénopathies gauche et droite probables comme en témoigne une expiration assez rude et soufflante au niveau de la racine des grosses bronches.

Points. — *II du côté droit seulement avec sensibilité plus légère au point I.*

OBSERVATION VI

Tuberculose chronique fibreuse à marche torpide avec légère pleurésie droite.

Br..., n° 35, salle St-Christophe, 37 ans.

A.P. Sans signification. Facilité à s'enrhumer.

État actuel. — Tousse depuis avril dernier à la suite d'une bronchite particulièrement tenace. Hémoptysie légère vers la fin de juillet, entré le 23 août à l'hôpital, amaigri de dix livres environ depuis avril, a gardé l'appétit, pas de diarrhée, ni de raucité de la voix, ni de vomissements. La dyspnée n'a jamais été vive. Pouls à 92, égalité pupillaire, cœur normal, bon état général, expectoration abondante mais muco-purulente et sans caractères spéciaux.

État du poumon. — En AVANT, aux sommets à *gauche*, respiration soufflante, expiration prolongée.

A *droite* : rudesse inspiratoire, petits craquements secs, affaiblissement du murmure et petits frottements pleuraux.

En *arrière* : signes correspondants identiques, transsonnance sèche à droite.

Aux *bases*, aucun signe d'engorgement.

Pas d'adénopathie manifeste.

Points. — *II droit très douloureux surtout par comparaison avec l'autre côté.*

OBSERVATION VII

Tuberculose à la période cavitaire avec adénopathie gauche.

X...., n° 8, salle Magendie, Hôtel-Dieu.

A.P. — Tousse depuis 8 mois, amaigrie d'environ trente livres.

Début en janvier 1900 sous le masque d'une dyspepsie, toux quinteuse et sèche, émétisante, phases aiguës avec fièvre élevée, grands frissons vespéraux et points de côté en arrière et à droite ; séjourne deux mois à la Pitié, en sort pour rentrer bientôt à l'Hôtel-Dieu.

Etat actuel. — Température à grandes oscillations a varié entre 37° et 39°, 38° et 39°5 avec courte ascension à 40°6, se maintient maintenant de 37° à 38°, la malade a conservé l'appétit, alternatives d'embonpoint et d'amaigrissement, constipation, pas de crachements hémoptoïques mais sueurs profuses la nuit, laryngite depuis 4 mois sans aphonie absolue, aménorrhée.

Etat du poumon. — En AVANT, aux sommets à droite, caverne de grandes dimensions se traduisant par tous les signes habituels, pectoriloquie, gargouillement à la toux, matité de pot fêlé zone de souffle avec de fines crépitations péricavitaires à gauche, rudesse respiratoire sans bruits adventices.

En ARRIÈRE à gauche rudesse respiratoire sur toute la hauteur, à droite signes cavitaires dans le lointain, crépitations fines au sommet, expiration soufflante et rude dans l'espace interscapulaire gauche.

Pouls rapide. Bruits du cœur assez forts.

Points. — *II, IV, gauche. La malade accuse une vive sensibilité surtout au point IV et prétend que la pression digitale « lui coupe la respiration ».*

OBSERVATION VIII

Tuberculose chronique à la période cachectique.

X..., 32 ans, n° 13, salle Magendie.

Antécédents. — Quelques bronchites l'hiver, a perdu son mari de la tuberculose, l'a soigné elle-même jusqu'à sa mort.

Depuis, points de côté migrateurs, fièvre, avec frissons, palpitations fréquentes, expectoration abondante et striée de sang, sueurs nocturnes, alternatives de diarrhée et constipation, crachats épais, verdâtres, nummulaires, toux quinteuse, laryngite bacillaire diagnostiquée après examen laryngoscopique, aphonie de 4 mois, perte de forces, amaigrissement considérable, facies pâle, anémié, doigts hippocratiques, pouls petit, rapide, très mauvais état général, fièvre à grands coups d'archets 37°, 39°5. petites ulcérations linguales très douloureuses.

État local. — En avant : Vaste cavité *à gauche* sous la clavicule avec souffle cavitaire à timbre amphorique et pectoriloquie aphone occupant les deux premiers espaces. Crépitations fines de congestion à la périphérie, quelques-unes plus grosses, plus irrégulières, sont interprétées comme *frottements*, gros craquements humides *à droite* au début de l'inspiration humée et soufflante, affaiblissement du murmure plus bas.

Bruits du cœur faibles, le premier sourd et couvert.

En arrière. — Obscurité au sommet à gauche, gros craquements humides aux deux sommets avec de la respiration soufflante, pas d'adénopathie sensible.

Points. — *I, II, III, IV à gauche ; II, III à droite ; hyperesthésie marquée de toute la paroi. Mais exagération de la douleur près du sternum.*

Observation IX

*Tuberculose à marche chronique ne présentant que des lésions
pulmonaires proprement dites.*

N° 9, salle Magendie.

A. P. — Tousse depuis 11 mois, amaigrissement, etc.

Température : 37°4, 38°5, a présenté plusieurs hémoptysies
d'une durée de plusieurs jours.

Etat du poumon. — *En avant* à droite : submatité, rudesse
de l'inspiration, expiration saccadée, quelques crépitations.

A gauche matité, gros craquements humides sous la clavi-
vicule, pas de frottement.

En arrière : Submatité bilatérale, crépitations à droite, râles
sous-crépitants à gauche, zone de congestion à la portion
moyenne gauche avec souffle fuyant vers l'aisselle, *aucun frottement.*

Examen négatif des bases.

Adénopathie, néant.

*Points : III, IV seuls très légèrement sensibles des deux
côtés (?) si bien que malgré un léger maximum nous avons plutôt voulu voir ici surtout de l'hyperesthésie thoracique avec une
légère douleur phrénique.*

Observation X

Tuberculose chronique à la troisième période. Cachexie.

X..., 29 ans, n° 10, salle Magendie.

A. P. — Influenza en janvier 1900, a toussé depuis, s'est
amaigrie rapidement et est entrée en juillet à l'Hôtel-Dieu parce
qu'elle perdait ses forces, pas d'hémoptysie.

Etat local. — *En avant :* Très vaste caverne droite avec matité et souffle à timbre creux et métallique. Cette excavation
parait vide.

Signes de crudité à gauche avec quelques crépitations.

En arrière : Respiration soufflante à gauche, cavitaire à droite aux sommets.

« Bruit de marécage » à la base droite.

Expectoration intermittente avec périodes de débâcles ; nummulaire.

Température entre 38° et 39°5, 40° parfois.

Aucun point malgré l'hyperesthésie thoracique évidente.

OBSERVATION XI

Tuberculose chronique à marche torpide.

X..., n° 10, salle Magendie.

A. P. — Tousse depuis longtemps l'hiver, bronchites fréquentes et tenaces, a perdu son frère, sa sœur et son mari de la poitrine.

État actuel. — Considérablement amaigrie, malgré la conservation de l'appétit, a eu quelques crachats striés de sang, se plaint surtout d'une toux quinteuse extrêmement fatigante, suivie de fréquents vomissements alimentaires et qui rappellerait au dire spontané de la malade les quintes de coqueluche.

La température reste voisine de la normale, assez bon état général.

État local. — En avant. — Respiration soufflante et rude aux deux temps sur la moitié de la hauteur droite.

Submatité assez nette avec obscurité manifeste au niveau des deux premiers espaces gauches, résistance au doigt, vibrations égales des deux côtés, bronchophonie plus accentuée à gauche où l'on note aussi de la respiration soufflante au sommet.

En *arrière :* Rien de spécial à droite, petits frottements à la base, obscurité respiratoire à gauche qui laisse plus aisément percevoir de petits frottements pleuraux disséminés sur la moitié inférieure.

Espace interscapulaire légèrement mat à gauche avec un

souffle extrêmement net existant aux deux temps avec un maxi
mum expiratoire.

Ici, nous sommes resté hésitant entre le diagnostic de
compression bronchique par un ganglion caséifié et celui de
caverne ganglionnaire ouverte dans une bronche, tant le timbre de ce souffle nous a paru creux et légèrement inspiratoire.

*Points. — I, II, III, IV, des deux côtés avec une exagéra-
tion très manifeste pour les points gauches, pas d'hyperesthésie accentuée des parois thoraciques.*

OBSERVATION XII

Tuberculose à la période des cavernes. Cachexie.

St..., Américain, 24 ans, n° 1, salle Saint-Christophe.

A. P. — Bronchites fréquentes l'hiver depuis longtemps
mais à la suite de l'une d'elles il y a 1 an, a toussé sans amélioration, s'est amaigri considérablement, a sué la nuit, pas d'hémoptysie, ni de diarrhée, l'appétit est demeuré assez bon longtemps.

Etat actuel. — Faciès caractéristique du tuberculeux,
décharné, pâle, très faible, mauvais état général, fièvre à grandes oscillations quotidiennes (37°, 39°) avec plusieurs pointes à
39°5 et 40°, pouls rapide, bruits du cœur faibles et mal frappés.

Etat local. — Enorme cavité au sommet droit, craquements
secs plus bas, obscurité respiratoire en arrière et à droite, signes
nets de pleurésie sèche aux deux bases.

*Points. — I et III gauche. Le III est le plus douloureux. Il
nous a paru vraisemblable d'interpréter cette exagération
comme un renforcement de la douleur phrénique par la sensibilité intercostale surajoutée.*

OBSERVATION XIII

Tuberculose à la période de ramollissement très avancé.

X..., n° 25, salle Saint-Christophe.

A. H. — Père 70 ans, aurait actuellement une pleurésie.

A. P. — Depuis l'âge de 12 ans le passé pulmonaire pathologique est des plus chargés. Bronchites l'hiver. Pleurésie gauche nécessitant six semaines de séjour à la Pitié. Pneumonie avec grands frissons et fièvre élevée en janvier 1901, d'une durée de deux semaines environ, le malade n'a retravaillé que par intermittences, plusieurs atteintes de rhumatisme aigu dont la dernière a nécessité l'admission à l'Hôtel-Dieu vers fin juillet.

Amélioration au point de vue du rhumatisme mais exagération du mauvais état général depuis fin de septembre, fièvre, toux incessante, insomnie, sueurs profuses enfin ; récemment apparition de la diarrhée, doigt hippocratiques, très mauvais état général, température 38°, 39°3, pouls 112.

État local. — En avant gros craquements humides aux deux sommets surtout prononcés à droite, obscurité du murmure, matité. Frottements en arrière des deux côtés, surtout à droite dans toute la hauteur. Pas de signes nets d'adénopathie. Congestion des bases.

Points phréniques. — *Bilatéraux mais surtout sensibles à droite II, III, IV.*

OBSERVATION XIV

Louis C..., 32 ans, garçon de café, n° 6, salle Corvisart, La Charité.

A. P. — Première hémoptysie il y a 18 mois. Tousse depuis 8 mois environ, entré à l'hôpital à la suite d'une hémoptysie très abondante.

État général. — Le malade est peu amaigri, a conservé l'appétit et a une fièvre très légère le soir. Facies assez bon.

État local. — En *avant.* Sonorité normale bilatéralement, certaine résistance au doigt à gauche mais surtout diminution très accusée du murmure vésiculaire sans bruits adventices.

En *arrière.* Matité dans la fosse sous-épineuse gauche,

Diminution du murmure presque sur toute la hauteur du poumon. Expiration légèrement soufflante inter-scapulaire, légère bronchophonie avec exagération des vibrations à ce niveau, quelques petits frottements à la base gauche.

Points. — *II gauche, douleur assez légère que le malade compare de lui-même, à « la pression d'un nerf », pas d'hyperesthésie de la paroi.*

Cinq observations de tuberculoses aiguës à forme typhoïde

Dues à l'amabilité de notre ami M. Leper, interne des Hôpitaux.

Observation XV

Louis H..., 38 ans, n° 12, salle Bichat, hôpital Tenon, avril 1899.

Le malade entre à l'hôpital pour une violente fièvre avec mal de tête, dont il souffre depuis six jours.

Examen à l'entrée. — Mauvais état général. Le pouls, demi-rapide, bat à 110. La percussion révèle une hypertrophie splénique très accentuée. La langue épaisse, saburrale, est légèrement rouge sur les bords et sèche à la pointe. La céphalée violente ne s'est pas amendée. Il y a du délire la nuit, de la diarrhée avec selles jaune ocre et légèrement fétides. Tous ces symptômes font établir le diagnostic de Dothiénentérie.

Evolution. — La température se maintient une semaine à 40°, 41° sans chute appréciable. Puis pendant trois jours défervescence en lysis à 38°. Reprise des phénomènes fébriles avec redoublement d'intensité des symptômes précités.

Points phréniques. — II, III, IV, à droite sont trouvés des plus nets. Si bien que l'on pense à une complication diaphragmatique ou hépatique.

Cependant pas de liquide dans la plèvre, pas de signes

pleuraux, râles diffus, crachats teintés légèrement, le malade meurt le 23ᵉ jour avec des phénomènes convulsifs.

A l'autopsie. — Méningite tuberculeuse discrète. Poumons farcis de granulations tuberculeuses. Plaques de Peyer tuberculeuses. Mégalosplénie. Tubercules hépatiques et rénaux.

Placard de pleurite à la base et à la partie interne du poumon droit englobant le *phrénique* sur une longueur de 5 centimètres environ.

OBSERVATION XVI

Valentine M..., salle Magendie, lit n° 5, juin 1900.

Entrée pour des accidents fébriles, souffre depuis huit jours.

Renseignements trop vagues sur antécédents.

A l'entrée. — Température de 40°5. Faciès de typhique avec prostration évidente. Pas d'expectoration. Une céphalalgie frontale légère. Un peu d'hyperestésie cutanée mais surtout douleur dans la fosse iliaque. Abdomen météorisé. Diarrhée légère.

Evolution. — La fièvre se maintient régulière, voisine de 40°. Les signes précédents ne s'amendent pas. On note de la congestion diffuse des deux poumons. Après un séro-diagnostic négatif, on porte le diagnostic de bacillose aiguë. On trouve la « douleur phrénique successivement à tous les points d'élection et des deux côtés également vive et nette ». La malade meurt le dix-septième jour.

Autopsie. — Lésions tuberculeuses à forme broncho pneumonique disséminée, dont le maximum siège au sommet, à gauche surtout, *le phrénique est positivement soudé* à la face interne du sommet du poumon et ne peut être détaché sans se rompre. Lésions intestinales, néant.

OBSERVATION XVII

Marie F..., lit 14, salle Magendie, octobre 1899.

A.P. — Malade depuis un an. Bronchites fréquentes sans amaigrissement. Il y a six jours. fatigue et malaise fébrile.

État à son entrée. — L'état général paraît bon sans amaigrissement notable.

La toux est extrêmement quinteuse, presque coqueluchoïde.

On note à l'auscultation, des râles diffus, prédominant à la partie postéro-interne du poumon gauche.

L'espace interscapulaire du même côté est mat.

Douleur phrénique à tous les point sauf le III gauche. La douleur est spontanée.

Terminaison. — Mort par asphyxie à marche rapide après quatre jours d'hôpital.

Autopsie. — Poumon criblé de granulations, dont certaines en voie de caséification. Placards de pachypleurite à la face interne de la plèvre médiastine. Bloc de vieux ganglions tuberculeux en partie caséeux mais microscopiquement semés de granulations jeunes. *Le nerf phrénique est pris dans la masse ganglionnaire droite. A gauche il est en contact direct avec un gros tubercule sous-pleural et paraît sillonné de rameaux congestionnés.*

OBSERVATION XVIII

X..., Salle Sainte-Jeanne, 39 ans, Tenon.

Antécédents. — Tuberculose ancienne remontant à un an caractérisée par toux avec expectoration, des hémoptysies, des sueurs, de l'amaigrissement.

Point de côté à droite depuis cinq jours, entre à l'hôpital.

Évolution. — Légers signes de tuberculose du sommet gauche, mais à droite bloc de broncho-pneumonie pseudo-lobaire dans tout le poumon s'accompagnant d'un véritable bruit de tempête. Aucun signe de pleurésie. Léger état subictérique.

Point phrénique. IV à droite intense surtout dans la région périhépatique.

La malade meurt au 19e jour.

Autopsie. — Tuberculose crétacée du sommet gauche avec un léger épaississement pleural. Tuberculose à distribution broncho-pneumonique avec lésions surtout intenses à la base et au sommet. Couenne fibreuse épaisse au sommet du cône pulmonaire ainsi que sur le diaphragme, on n'a pu trouver le nerf phrénique.

OBSERVATION XIX

X...., n° 19, 21 ans, octobre 1901, salle Saint-Christophe Hôtel-Dieu

État à l'entrée. — Malade très affaibli depuis un an, entre avec un violent point de côté gauche. Très mauvais état général, fièvre vive, doigts hippocratiques, maximum des lésions pulmonaires à droite, pouls filiforme, battements précordiaux très faibles :

L'auscultation révèle un poumon droit envahi dans sa totalité par des foyers multiples de broncho-pneumonie pseudolobaire.

Points phréniques. — *II et IV bilatéralement.*

Le malade mourut cyanosé 24 heures après son entrée à l'hôpital.

Pas d'autopsie, mais l'examen des crachats décela des bacilles tuberculeux.

OBSERVATION XX

Malade de ville.

Maladie ayant évolué sous les allures d'une grippe prolongée. Râles de congestion broncho-pulmonaire. Céphalée violente. Douleurs musculaires. Fièvre élevée prend bientôt le type oscillant.

Au bout de neuf jours apparaissent de petits foyers de broncho-pneumonie prédominants au sommet droit, on perçoit nettement des frottements pleuraux au même niveau. Mais aucun signe d'épanchement dans la séreuse.

Mort le quinzième jour de l'affection.

La douleur phrénique avait été prononcée au point II droit et au point IV, mais c'était plutôt un point hépathique que diaphragmatique.

Pas d'autopsie.

OBSERVATION XXI

Tuberculose chronique avec pleurésie sèche étendue.

V..., malade de ville.

A. P. — Tousse depuis un an avec recrudescence depuis trois mois, depuis ce moment, amaigrissement prononcé, toux très quinteuse opiniâtre, expectoration muco-purulente, deux hémoptysies dont l'une très abondante a laissé le malade dans un état de faiblesse extrême.

Depuis un an, le malade présentait tous les petits signes de la bacillose, sueurs nocturnes, points de côté, interscapulaires, perte de l'appétit, etc. Il a eu une pleurésie il y a quinze mois.

État actuel. — Laryngite sans aphonie, assez bon état général, le malade a repris de l'embonpoint et tousse moins, appétit assez bon est revenu.

Pouls 96°, encore quelques frissons le soir.

Examen local. — Respiration soufflante, expiration saccadée et prolongée aux deux sommets. Du côté gauche on note de plus, de l'obscurité et quelques crépitations.

Frottements sous la clavicule droite.

En arrière, submatité avec résistance au doigt sur toute la hauteur du poumon droit. On y entend partout, mais surtout à la base droite, des frottements pleurétiques. Obscurité et respiration rude à gauche. Adénopathie bronchique douteuse.

Points. — *II et IV des deux côtés, mais plus prononcés à droite.*

CHAPITRE III

Est-ce bien le nerf phrénique qui est en cause?

Telle est la question que nous nous poserons avant de pénétrer plus avant dans l'interprétation de nos observations, tenant à établir avant tout que, suivant toute vraisemblance, c'était bien le phrénique qui répondait par de la douleur à la pression. Car, pour avoir méconnu longtemps ou négligé cette névralgie, les divers auteurs n'en ont pas moins signalé de tout temps, chez les tuberculeux, des douleurs thoraciques extrèmement variées. Peter n'a-t-il pas décrit, dans la région interscapulaire les « points de côté des sommets » ? Beau, Guéneau de Mussy et la plupart des cliniciens n'ont-ils pas cité des élancements douloureux dans le moignon de l'épaule, au niveau du trapèze, au-dessus de la clavicule, etc...? De toutes ces manifestations nerveuses qui seraient, d'après Joffroy, Pitres et Vaillard, sous la dépendance de névrites périphériques, nous ne retiendrons que celles susceptibles de prêter à confusion.

A quoi ou à quels autres organes pourrait donc être attribuée cette douleur prétendue phrénique ?

1° Au Pneumogastrique?

Peter a en effet signalé une douleur très vive comme répondant à la compression de ce nerf à la base du cou. Filleau va plus loin et assure que cette compression éveillerait une douleur aiguë, localisée au siège même de l'induration pulmonaire. C'est ce qu'il nomme le « clou phtisique ». Boulland en fait un signe de début seulement et fait disparaître cette douleur avec les progrès de la tuberculose. D'autres auteurs encore la signalent, et cette névrite du pneumogastrique est d'ailleurs universellement admise.

Mais il convient de remarquer que le pneumogastrique, quoique mixte dès son origine, est un nerf vague ne fournissant qu'une sensibilité obtuse, nullement localisée, ne donnant naissance, par conséquent, qu'à des sensations vagues, un peu de l'ordre de celles qu'on appelle sentiments. La douleur éveillée par la pression au point II nous a toujours paru au contraire présenter les caractères absolument opposés, c'est-à-dire l'acuité et la localisation.

De plus, le pneumogastrique est plus interne, accolé au flanc de la trachée ou de l'œsophage, masqué par les vaisseaux, plus profond que le phrénique, relativement superficiel. La localisation anatomique de la douleur plaide donc bien en la faveur de ce dernier.

Enfin, la coïncidence de tous les points chez un même sujet nous paraît un argument décisif, et, n'avons-nous pas vraiment, à notre tour, le droit de nous demander si la douleur très vive, indiquée plus haut par Peter, n'était pas, au contraire, la propriété du phrénique?

2° Serait-ce a la névralgie intercostale des premiers espaces ?

Certes, cette névralgie est d'une fréquence extrême chez le tuberculeux et la connaissance en a été vulgarisée. Mais elle s'accompagne le plus souvent de paroxysmes, elle a pour elle la spontanéité, et la multiplicité de ses points électifs.

Enfin, et c'est là un argument qui nous parait péremptoire, le trajet de la douleur est parallèle aux côtes, transversal et non vertical comme dans le cas de névralgie phrénique.

Lorsque le phrénique seul est intéressé, la douleur cesse dès qu'on s'éloigne du bord sternal.

Ce qui nous parait aussi évident que rationnel, c'est que les deux névralgies coexistent parfois, combinant alors un maximum douloureux parasternal que nous avons constaté à plusieurs reprises dans nos examens.

3" A la pleurésie sèche ?

Peter et beaucoup d'autres auteurs à sa suite ont concentré l'attention sur les douleurs de cette nature.

Beau lui a imputé les névralgies intercostales des tuberculeux. MM. Hérard, Cornil et Hanot écrivent à propos de la tuberculose aiguë : « la plèvre est ordinairement intéressée sous forme de pleurésie sèche déterminant des douleurs assez vives soit spontanées, soit réveillées à la percussion ; cette pleurésie sèche se produit surtout au sommet. »

Or l'anatomie nous dit que le sommet du poumon c'est-à-dire de la plèvre, déborde en haut de deux à trois centimètres la première côte. Il est donc aisé d'en déduire la possibilité pour le doigt d'appuyer presque directement sur une plèvre malade et partant douloureuse « *pour son propre compte* ».

Mais la douleur pleurale est plus vague, diffuse, n'ayant d'ailleurs aucune raison d'être ponctuée, elle aurait un maximum sus-claviculaire plus externe que le point II. Enfin, elle nous paraît plutôt devoir être en jeu dans la percussion qui détermine pour ainsi dire tout un ébranlement de la séreuse malade que dans la pression digitale. Rappelons-nous à ce sujet l'excellente étude clinique que Guéneau de Mussy fait de la douleur diaphragmatique, la différenciant, avec un soin minutieux, de la douleur péricardique dont « le principal foyer est dans l'angle costo-xiphoïdien, tantôt des deux côtés de l'appendice, tantôt d'un seul... » et rappelons-nous l'expression si pittoresque et restée classique de « bouton diaphragmatique » qui en marque bien la localisation ponctuée si précise ! Enfin, si la pleurésie sèche peut à la rigueur être incriminée pour les points II, III et IV comment lui rapporter le point I ? Ne perdons pas de vue toutefois que la sensibilité pleurale est due à l'épanouissement de ramuscules nerveux divers parmi lesquels figure ceux du phrénique et qu'au demeurant la douleur de la plèvre n'est en partie au moins, que la douleur phrénique atténuée et comme « divisée » elle-même.

4° A L'HYPERESTHÉSIE PARIÉTALE ?

Nous devons avouer que c'est bien là l'écueil qui nous a paru le plus redoutable et l'erreur la plus facile à commettre.

Aussi nous sommes-nous défiés presque à chaque malade de cette hypersensibilité si commune chez les tuberculeux. Dans son Traité de la granulie de 1865 Empis l'avait déjà signalée et commentée en ces termes: « Cette hyperesthésie ne se rencontre guère dans d'autres maladies fébriles accompagnées d'état typhoïde que dans la granulie. Elle indique la poussée méningitique et les malades la manifestent par une contraction grimaçante de la physionomie que je n'ai encore rencontrée nulle part ailleurs. »

Bouchut la localise plus étroitement et prétend qu'elle serait surtout accusée sur les parois thoraciques.

Mais, nous devons bien avouer que si la confusion avec un point phrénique est facile à commettre, elle est aussi, facile à éviter pour peu que l'on interroge tant soit peu la sensibilité cutanée de voisinage.

Quant à l'attribution du point I aux autres filets du plexus cervical superficiel, elle s'accommoderait mal de la coexistence habituelle des autres points et d'ailleurs nous savons que certaines anastomoses anormales pourraient à la rigueur les expliquer.

Nous terminerons donc ce chapitre d'objections et de discussion en attribuant bien au seul nerf phrénique « cette douleur *vive, ponctuée, boutonnée* » et correspondant à la situation anatomique exacte du nerf.

CHAPITRE IV

Interprétation et Pathogénie.

Des XXI observations sur lesquelles s'appuie cette thèse, 19 ont été nettement positives, une douteuse et une négative très résumée et intercalée à dessein.

Sur neuf autres malades (n°ˢ 1 à 7 de la salle Corvisont à la Charité et deux malades de la ville) que nous n'avons pas examinés complètement, nous avons encore obtenu cinq fois la douleur phrénique.

Le total de nos cas positifs serait donc de 24 sur une trentaine d'observations, ce qui porterait la fréquence à 80 0/0.

De plus, sur 21 malades nous voyons que la névralgie a été :

1° *Bilatérale* dans 7 cas (XVI, XVII, XIX, XXI, VIII, IX, XI) dont trois, remarquons-le, appartiennent à nos tuberculoses aiguës;

2° *Maxima* dans 11 cas, du côté le plus atteint ;

3° Dans trois observations, il y avait bilatéralité des lésions et des points VIII, XI, XIII.

4° Dans trois cas enfin, la névralgie siégeait au contraire du côté le plus épargné relativement, puisque deux de ces malades présentaient d'énormes cavernes du côté opposé.

Convient-il de s'étonner outre mesure de la grande fréquence de ce signe dans une affection telle que la tuberculose pulmonaire ? Assurément non, si l'on songe que la tuberculose est susceptible de créer les lésions les plus étendues, les plus disparates, les plus durables des organes du médiastin. Laissons parler Guéneau de Mussy :

« La sensibilité sur le trajet du nerf phrénique peut exister toutes les fois qu'un foyer phlegmasique existera dans le voisinage de ce nerf..., on l'observe dans la péricardite, dans la pleurésie générale... »

Mais la tuberculose, dont Guéneau de Mussy omet de parler, n'est-elle pas précisément la plus capable de donner naissance à « ces foyers phlegmasiques » de voisinage ? Elle peut intéresser de bien des manières sans doute le phrénique dans le processus inflammatoire médiastinal qu'elle engendre. Nos observations nous portent à réduire à trois grandes causes primordiales l'altération du phrénique : 1° l'adénopathie bronchique, 2° la pleurésie sèche, localisée ; 3° la présence de tubercules sous-pleuraux. Nous ne pouvons nous défendre cependant de dire immédiatement combien, de ces trois modes, les deux premiers sont plus fréquents et par conséquent plus intéressants à envisager. La pleurésie sèche nous a paru devoir jouer un rôle de premier ordre dans la pathogénie de la douleur phrénique.

Il n'y a pas d'affection, à notre connaissance, aussi capable que la tuberculose de produire ces placards de pleurite caractérisés par leur dissémination même et leur prédominance aux sommets, parce qu'il n'y a pas d'affection, sans doute, qui sollicite avec plus de fréquence et d'opiniâtreté la réaction de la séreuse pleurale. Évidemment, cette pleurite, peut demeurer latente mais souvent aussi, ne néglige-t-on pas de la chercher ? ou n'appelle-t-on pas plus d'une fois « craquement sec » un petit frottement superficiel et irrégulier ?

Nous l'avons retrouvée, sous une intensité variable, chez presque tous les tuberculeux que nous avons examinés. Les autopsies que nous relatons font foi de son importance — et si elle est le bourreau du tuberculeux par ses douleurs de côté et ses poussées fébriles à répétition, n'est-elle pas aussi sa providence en le sauvant si souvent des angoisses du pneumothorax ?

Sans doute, elle est l'apanage plus exclusif de la tuberculose chronique mais elle n'en accompagne pas moins les processus aigus. On trouve à l'autopsie du tuberculeux, en enlevant ces poumons, qu'il faut pour ainsi dire sculpter, non seulement des pseudo-membranes anciennes mais encore des néoformations d'origine récente et contenant un semis de granulations tuberculeuses dans leur trame.

Combien le nerf phrénique ne court-il donc pas de chances d'être intéressé alors que le moindre ilot de pleurite est susceptible de le souder et de l'altérer ! On a trop longtemps considéré la pleurésie diaphragmatique et la péricardite comme les causes exclusives des lésions phréniques. Galien et Hippocrate avaient déjà d'ailleurs donné le signal de cette conception en rapportant les douleurs de l'épaule et de la base du cou à la « paraphrénésie » C'est sous cette dénomination qu'étaient englobés alors une foule d'états inflammatoires avec délire et dont le diaphragme (φρενες) était le point de départ présumé.

Le diaphragme était tout pour ces auteurs et la part laissée à la « membrane arachnoïdienne qui revêtait les côtes et le poumon » était presque nulle. Longtemps du reste la plèvre diaphragmatique s'accapara toute la pathogénie des boutons phréniques sous l'influence de Guéneau de Mussy. Or, les adhérences médiastines nous paraissent devoir être au moins d'une fréquence égale, si ce n'est supérieure. Ce sont elles qui sont le plus souvent en jeu.

Ces considérations nous rappellent le cas (n° 15, salle Magendie, Hôtel-Dieu) d'une pleurésie diaphragmatique contrôlée par l'autopsie et chez laquelle le bouton diaphragmatique avait pourtant manqué. Dans les derniers jours on avait seulement relevé chez cette malade une zone assez douloureuse au niveau de l'intersection du bord externe du muscle droit de l'abdomen avec le rebord costal. Et cette constatation avait égaré le diagnostic sur la voie d'une complication hépatique. La malade n'était pas une tuberculeuse.

Il suffit d'ailleurs de jeter un coup d'œil sur nos observations personnelles pour voir que plusieurs fois (I, III, VI, VIII, XII, XIII, etc.), la pleurésie sèche était vraisemblablement l'unique raison de la réaction du nerf phrénique.

Enfin, n'est-il pas logique de faire jouer le premier rôle à la pathologie d'une région telle que le médiastin antérieur où tant d'organes sont prêts à réagir les uns sur les autres et à se souder ensemble, où il existe surtout un véritable carrefour lymphatique prêt à servir de ciment pathologique entre tous ces organes.

La phtisie chronique a pris d'ailleurs à juste titre ces dernières années une place de tout premier ordre dans les tumeurs du médiastin. Tous ces nombreux ganglions, fidèles à la loi de Parrot sont prêts à recevoir les influences des organes voisins. Sensibles à l'excès aux moindres altérations parenchymateuses ou pleurales, ils les enregistrent fidèlement en s'hypertrophiant et en s'inflammant.

Grancher et Bardier (*Traité de médecine*) attirent l'attention tout spécialement sur ces formes de tuberculose où l'hypertrophie ganglionnaire est vraiment disproportionnée aux lésions minimes coexistantes et ces auteurs indiquent en passant les ressources précieuses que la radiographie apporte au diagnostic de ces cas.

Nos observations témoignent, pour leur petite part, de cette assertion : la quatrième surtout, qui nous a paru réaliser le type du genre. Dans notre observation VII, ne voyons-nous pas la douleur phrénique, très accusée d'ailleurs, siéger à gauche alors que l'auscultation n'y révélait que des lésions légères et manquer au côté droit où tous les signes cavitaires s'offraient à notre oreille ? Mais à gauche, nous notions par contre des symptômes non douteux d'adénopathie. Nous avons d'ailleurs recherché avec soin chez tous ces malades les autres preuves d'une hypertrophie ganglionnaire médiastine et chez la plupart d'entre eux nous avons pu constater que le caractère de la toux était sensiblement coqueluchoïde, que les accès de dyspnée étaient particulièrement intenses, paroxystiques, s'accompagnant de spasmes, de vomissements, d'expectoration peu abondante, simplement séreuse ou muqueuse..., etc..

Accessoirement et corollairement, interrogeons-nous la sensibilité des pneumogastriques ou des récurrents ? Nous rencontrions fréquemment soit de la lenteur relative du pouls, soit au contraire de la tachycardie, des palpitations fatigantes, de la raucité de la voix, de l'aphonie même, parfois survenue trop capricieusement et trop vite pour être imputable à la seule lésion locale de la muqueuse laryngée. Nous avons interrogé la pupille de nos malades, mais nos remarques ne nous ont pas paru assez concluantes. Évidemment, faire la part rigoureuse à chaque cordon nerveux, dans cet ensemble, semble difficile. Il nous paraît beaucoup plus exact d'admettre que l'on assiste à un véritable « *syndrome médiastinal tuberculeux* », où chaque organe, réagissant suivant sa fonction propre, donne son coup de pinceau au tableau clinique d'ensemble. C'est ainsi que nous envisageons la douleur phrénique. On a peut-être aussi exagéré le rôle du pneumogastrique, évidemment considérable, aux dépens de celui du phrénique ! L'observation XXI du tome III des cliniques d'Andral ne nous prouverait-elle pas, en effet, que la dyspnée peut être rapportée à la seule altération des phréniques. Nous en extrayons ce passage : « Ancienne dyspnée avec hydropisie, absence de lésions qui puisse en rendre compte, soit dans le cœur, soit dans les poumons (altération grave des nerfs diaphragmatiques). »

Bien que l'on ait écrit que les granulations avaient une prédilection pour le tissu séreux ; bien qu'il ait été dit que la forme thoracique de l'affection granulique était presque toujours pleurétique, et, malgré la présence de nombreuses granulations médiastino-pleurales, dans la plupart des cas de granulies autopsiées ; nous nous attarderons moins à cette cause pourtant admissible d'altération. Nous avons cependant constaté de visu la gêne que causait au nerf un gros tubercule sous-pleural, et il n'est pas douteux que les granulations puissent irriter le nerf. (Obs. XVII.)

Toutefois, bien qu'on puisse observer dans ces formes aigües la pleurésie sèche, il a été dit et démontré que l'éruption granuleuse s'accompagnait le plus souvent de la production d'un certain épanchement. Résumons-nous : il faut donc pour que le phrénique souffre, qu'il soit comprimé ou irrité dans son trajet, et les deux causes les plus aptes à le léser resteront toujours le *ganglion et la fausse membrane*. Nous les avons souvent, d'ailleurs, vues agir de concert, et c'est ce qui expliquerait, suivant nous, l'intensité et la netteté des boutons phréniques chez notre malade de l'observation IV. Et nous ne pouvons nous empêcher de remarquer, en terminant, que les quelques rares malades chez lesquels notre examen a été négatif, se trouvaient précisément répondre à des tuberculoses purement parenchymateuses et chez lesquelles nous ne trouvions ni participation pleurale, ni répercussion ganglionnaire. (Obs. X.)

CHAPITRE V

Valeur diagnostique de la douleur phrénique.

Le signe du phrénique appartient, nous venons de le voir, à toutes les étapes de la tuberculisation pulmonaire. Ne s'impose-t-il pas cependant que si l'oreille perçoit un craquement humide ou un gargouillement, le doigt, non sans quelque raison, est fort peu tenté d'interroger un bouton phrénique ? Nous voulons donc spécialiser un peu ici les cas où le diagnostic bénéficie réellement de la présence de ce symptôme.

Il suffit d'avoir quelque pratique hospitalière pour savoir combien il est malaisé de saisir pour ainsi dire sur le fait l'installation du bacille de Koch et ses premiers méfaits dans un poumon. Ne s'est-on pas ingénié à trouver des signes nouveaux ? Leur multiplicité n'est-elle pas l'aveu éloquent de l'importance qu'il y aurait à dépister la tuberculose au moment même où elle parait bien être « la plus curable de toutes les maladies chroniques. »

La percussion, vantée par Monneret, sans parler de certaines causes d'erreur, est impuissante à nous révéler les tubercules centraux. Il faut de plus que les lésions aient déjà acquis un certain volume : « Lorsqu'on a de la submatité, a dit Grancher, les lésions ont déjà le volume de deux ou trois grosses noix. » La respiration saccadée n'a pas toute l'importance que lui avait accordée Peter et l'expiration prolongée suppose des lésions déjà avancées. Quant à la présence du bacille dans les crachats, indice d'une tuberculose ouverte, elle ne saurait pas plus faciliter un diagnostic précoce. La réaction électrique de débilité musculaire indiquée par MM. Plicque et Klippel n'appartient pas davantage à la période de crudité ; de singuliers mécomptes ont fait délaisser la tuberculine d'ailleurs infidèle ; le sérodiagnostic de la tuberculose indiqué par Paul Courmont serait peut-être une voie plus précieuse pour le diagnostic mais tous ces moyens ont encore besoin d'épreuve et de confirmation. M. Bouchard et M. Kelsch ont attiré l'attention sur le parti à tirer des rayons Rœntgen. Bref c'est encore aux moyens d'exploration physique et d'investigation clinique qu'il faut s'adresser pour dépister une tuberculose qui débute : « Ils demeurent encore nos vieilles et chères épées de Tolède dans notre lutte contre les difficultés du diagnostic, » comme le disait, notre maître M. Fernet à la Société Médicale des Hôpitaux, le 18 décembre 1896. — Pourquoi donc n'ajouterions nous pas la recherche de la douleur phrénique à ces moyens ?

Nous savons qu'un des plus précieux symptômes initiaux serait : « une inspiration rude et basse et c'est tout », comme l'a dit M. Grancher ; mais à ce moment déjà ne peut-il donc pas exister de l'adénopathie bron-

chique ? Ne savons-nous pas qu'à une lésion des plus
minimes peut s'associer une adénopathie intense ? Au
poumon, comme partout ailleurs, le ganglion, le plus
précieux réactif de l'inflammation, est le premier organe
à recevoir l'influence de la plus légère lésion. Nous
n'avons malheureusement pas trouvé dans nos observations un de ces cas typiques où l'adénopathie primait
nettement les autres signes ; mais il est hors de doute
que ces cas existent. On assisterait alors à un « *véritable
syndrome médiastinal précoce* » où la névralgie phrénique
réclamerait sa place, à côté des phénomènes dus aux
autres cordons nerveux, à côté de l'engorgement réflexe
de la base signalée par M. Fernet (Société médicale
des Hôpitaux 25 juillet 1899). Et ce syndrome serait
dans certains cas contemporain de la période de germi-
nation. La douleur phrénique serait donc utile au diagnostic précoce surtout en corroborant une adénopathie
bronchique, dans la grande majorité des cas, tuberculeuse.

Nous attirerons enfin l'attention sur la valeur de la
douleur phrénique dans ces cas de granulie où le sujet
ressemble à s'y méprendre, à un dothiénentérique à la
fin du premier septénaire.

Certes pour écarter d'une façon sûre la fièvre typhoïde
nous possédons maintenant la séro-réaction de Widal,
si précieuse au milieu des hésitations de la clinique.
Mais est-il sans intérêt cependant de remarquer que la
présence d'un point phrénique, nettement constatée,
a ou aurait pu faire conclure à la granulie comme le
relatent plusieurs de nos dernières observations.

Dans la fièvre typhoïde en effet, on ne rencontrera

pour ainsi dire jamais les manifestations pleurétiques précoces qui sont en quelque sorte l'apanage de la granulie. Les déterminations typhiques au contraire, purement, presque expressément catarrhales se feront surtout sur la muqueuse des bronches ou sur le parenchyme pulmonaire.

Tuberculóse chronique au début, et forme aiguë à allure typhoïde, tels sont donc les cas où il y aura surtout intérêt à tâter la sensibilité phrénique.

CHAPITRE VI

Nature des lésions

D'après Baréty, qui en a étudié, par comparaison, la fréquence dans une étude très détaillée, les altérations du nerf phrénique suivent immédiatement celles des voies aérifères, de vaisseaux, des pneumogastriques et des récurrents.

Il ne nous a pas été donné d'étudier microscopiquement ces lésions. La modification morphologique du nerf consiste en une sorte de tiraillement, d'aplatissement ou d'induration, sur lesquels nous n'avons pas à insister.

« Lorsque l'inflammation est intense ou prolongée, dit Baréty, elle peut atteindre le névrilème et encore le périnèvre ; il en résulte d'abord un épaississement avec hypervascularisation, puis la transformation en tissu fibreux gagne en étendue jusqu'à étrangler la majeure partie des tubes nerveux. »

Quelques tubes échapperaient souvent à cette destruction, et ainsi s'explique que les phréniques puissent encore suffire au fonctionnement des organes auxquels ils sont destinés. *Congestion, sclérose,* et *atrophie con-*

séculaire, telle paraitrait donc être la marche du processus, qui n'a, on le voit, rien de spécial.

Cette destruction absolue semble avoir répondu à certains cas d'asphyxie produite par la paralysie du diaphragme, à la suite d'une pression sur les nerfs phréniques, occasionnée par l'engorgement des ganglions médiastinaux antérieurs. (Bazin, 1861. Leçons sur la scrofule.)

Dans huit cas sur 101 observations de Baréty, avec autopsies, les nerfs phréniques ont été trouvés comprimés ou englobés dans des ganglions ou des adhérences.

AUTOPSIES INTÉRESSANT LES LÉSIONS DU NERF PHRÉNIQUE

(*Thèse* de Baréty, 1re section, Scrofulo-tuberculoses et hypertrophies simples.

OBSERV. I (Cayol, 1810). — Sexe M., 31 ans.
Grosse masse tuberculeux à la bifurcation de la trachée...
Altération et compression des nerfs voisins.

OBSERV. XXVI. (Andral 1836). — S. M., 24 ans.
Masse de ganglions tendineux dans le médiastin antérieur. *Compression et atrophie des 2 nerfs diaphragmatiques.* Aplatissement des deux pneumogastriques. Adhérences pleurales anciennes des deux côtés.

OBSERV. LXXXIV. (Baréty 1874). — Médiastinite intense et ancienne à droite surtout. Masse ganglionnaire prétrachéobronchique à droite volumineuse. *Adhérences pleuro péricardiques comprenant les nerfs phréniques surtout le droit*, le récurrent droit est pris dans les adhérences cellulo-fibreuses. Le pneumogastrique gauche est libre.

Observ. LXXXIV (Baréty 1874). — Jeune fille de 19 ans, morte de pleurésie purulente dans le service de Guéneau de Mussy.

(Divers détails sur les altérations ganglionnaires). Médiastinite.

Pneumogastrique et récurrent gauches pris dans une gangue fibreuse striés de rouge. Augmentés de volume. *Névrite des nerfs phréniques surtout du gauche englobé dans des adhérences pleuro-péricardiques*, etc.

Observ. XCII (Baréty). — S. M., 30 ans.

Ganglions médiastinaux généralement peu développés. Médiastinite. Les 2 pneumogastriques sont tuméfiés, consistants, striés de rouge. Adhérences des 2 plèvres à gauche dans toute l'étendue. « *Adhérences des phréniques surtout à gauche.* » Adhérences pleuro-péricardiques plus prononcées à gauche qu'à droite.

Observ. XCIV (Baréty 1874). — S. M. 62 ans.

. Adhérences des poumons au péricarde « *avec englobement des phréniques.* »

Observ. XCV (Baréty 1874). — S. M., 20 ans.

Le ganglion sous-bronchique droit est le siège de granulation tuberculeuses. Médiastinite de la moitié droite. « *De ce même côté le nerf phrénique est pris en entier dans des fausses membranes.* »

Granulations tuberculeuses dans le sillon pleuro-péricardique droit près du hile pulmonaire.

Obs. XCVII. — (Baréty 1874). Médiastinite. « *Les nerfs phréniques sont pris dans l'adhérence des poumons au péricarde. Le ganglion sous-bronchique droit représente un centre cicatriciel rayonné, dur, fibreux, adhérent au pneumogastrique droit. Adhérences pleurales surtout au sommet et du péricarde à l'oreillette gauche et à la bronche droite.*

Il convient d'ajouter à ces autopsies les quatre qui

suivent nos observations de tuberculose aiguë relatées précédemment et dans lesquelles on voit le phrénique englobé dans des masses ganglionnaires, soudé à des adhérences pleurales, perdu au milieu de couennes fibreuses, en contact direct dans un cas avec un gros tubercule sous-pleural, et la plupart du temps sillonné d'arborisations vasculaires, induré et congestionné.

Il découle de toutes ces autopsies quelle difficulté on éprouve parfois à détacher le nerf des adhérences qui l'enserrent et l'on acquiert ainsi la conviction facile que toutes ces lésions tant par leur étendue que par leur extrême fréquence doivent être vraiment tenues en sérieuse considération.

CONCLUSIONS

En nous appuyant sur toutes les observations qui font le corps de notre thèse et dont quelques-unes ont reçu par l'autopsie un contrôle des plus probants, nous sommes donc autorisé à conclure :

1° Que la névralgie phrénique est un symptôme des plus fréquents dans la tuberculose pulmonaire ;

2° Qu'on la rencontre indistinctement dans toutes les formes ;

3° Qu'elle est le plus souvent l'expression aiguë ou chronique d'une adénopathie ou d'une médiastinite antérieure ;

4° Qu'elle peut être enfin d'une utilité incontestable et apporter son contingent de lumière, soit pour aider le diagnostic d'une tuberculose au début, soit pour différencier certaines formes de granulie à masque dothiénentérique de la fièvre typhoïde.

OUVRAGES CONSULTÉS

Arloing. — Tuberculose, 1892.

Grancher. — Maladies de l'appareil respiratoire, 1890.

Baréty — Adénopathie trachéo-bronchique *Thèse*, 1874.

Guéneau de Mussy. — *Gaz. des Hôp.*, 1868.

Cliniques médicales, 1874.

Fièvre typhoïde et tuberculose aiguë, diagnostic différentiel (*Thèse* de Slussaref, 1893).

Fièvre typhoïde et tuberculose (*Thèse* de Pipet).

Laennec. — *Traité de l'auscultation*.

Andral. — Cliniques.

Barth et Roger. — Auscultation.

Hérard, Cornil, Hanot. — La Phthisie pulmonaire. 1888.

Dieulafoy. - - Tumeur du médiastin. *Traité de pathologie interne* (Clinique 1898 sur la syndrome médiastinal dans la pleurésie diaphragmatique).

Brouardel, et Gilbert. — *Traité de Médecine*. 1900.

Charcot, Bouchard, Brissard. — *Traité de Médecine*, 1901.

Testut. — Anatomie descriptive, tome iii, 1890.

Mathias-Duval. — Physiologie, 1897.

Sée. — Phtisie bacillaire, 1884.

Jaccoud. — Curabilité de la phtisie pulmonaire, 1881.

Pujade. — Cure de la tuberculose, 1901.

Straus. — La tuberculose et son bacille, 1895.

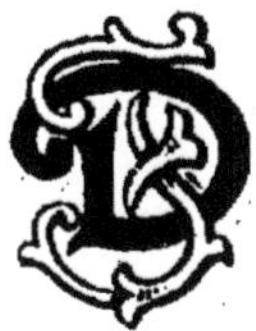

BUZANÇAIS (INDRE), IMPRIMERIE F. DEVERDUN.

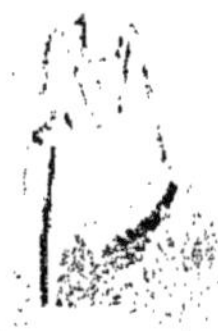